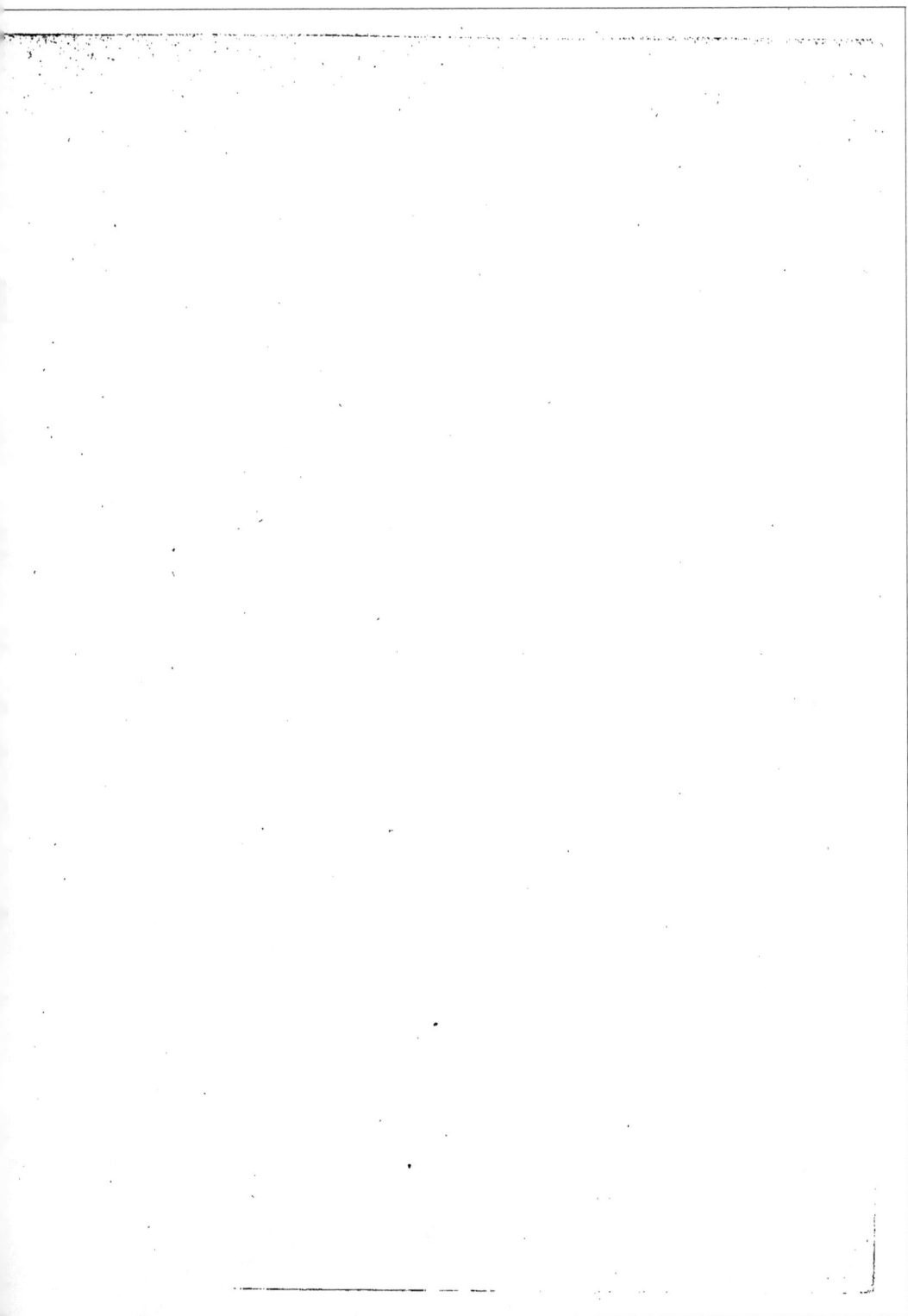

MEMOIRE
PRÉSENTÉ
AU ROY,
PAR
M. CHICOYNEAU,

CONSEILLER D'ÉTAT ORDINAIRE,
Premier Médecin de SA MAJESTE',
Surintendant des Eaux Minérales de France,
Chancelier de l'Univerfité de Médecine de
Montpellier, & Confeiller en la Cour des
Comptes, Aydes & Finances de la même
Ville, &c.

POUR

DÉTRUIRE LES FAUSSETÉS
avancées par le Sieur PICHAUT DE LA
MARTINIERE, *premier Chirurgien, dans*
fon Mémoire au ROY.

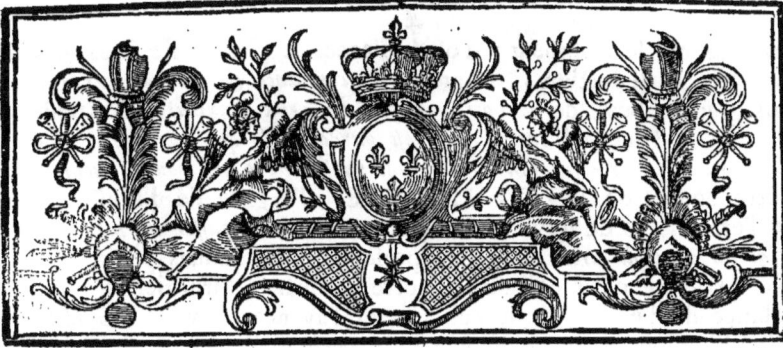

AU ROY.

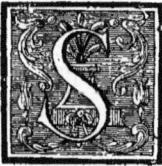IRE,

VOTRE MAJESTE' l'eut-elle jamais cru, que son premier Médecin fut un jour accusé devant elle, d'oublier ses devoirs
les plus chers ; *d'agir*, dans une matiere qui intéresse la gloire de
votre regne , le bonheur de l'Etat , & le salut de vos Peuples ,
non par son propre mouvement , mais par une impression étrangere ,
non par la conviction de la vérité , mais par la foi qu'il ajoute à

des gens qui le trompent ; d'offrir l'accès le plus facile à *la sur-prise* & à *la séduction* ; de prêter *sa confiance & sa candeur* aux plus grands abus ; de *ne voir que par les yeux d'autrui* ; de tenir le langage d'une *prévention qui n'est pardonnable que parce qu'il s'y est familiarisé, & que son âge est une raison de plus, pour l'excuser* ; d'être auprès de VOTRE MAJESTE', l'organe de l'illusion & de l'erreur ; & de servir honteusement à *faire passer le mensonge jusqu'au pied du trône.* Ce que personne n'eut jamais pensé, ce que personne n'eût osé dire, votre premier Chirurgien n'a pas balancé de l'écrire, de le publier, de l'avancer à VOTRE MA-JESTE'. Non content d'offenser ainsi personnellement & de la ma-niere la plus calomnieuse, un Supérieur qui eut toujours pour lui tous les égards convenables, qui rendit toujours justice à ses talens, & qui ne le choqua jamais, il attaque sans pudeur tous les Médecins de votre Royaume, sans excepter les plus grands Pra-ticiens de la Capitale, ceux de votre Cour, ceux que VOTRE MAJESTE' honore de sa confiance. Ils ne sont tous à ses yeux, que des ignorans qui négligent *la culture de leur Art,* & qui le laissent tomber en *décadence,* que des gens durs & inhumains qui refusent cruellement leurs secours aux infirmités du pauvre & de l'indigent, pour n'être occupés que de leur intérêt & de leur for-tune. Il ne voit en eux qu'un désir criminel *d'avilir, & d'humilier la Chirurgie ; qu'une vanité allarmée de voir la Chirurgie rendue à son premier lustre ; qu'une vanité uniquement fondée sur la dépression d'autrui ; que les miseres de la vanité ; que la petitesse d'esprit, & le vuide de tout mérite réel.* L'Europe entiere a regardé jusqu'ici les Facultés de Médecine de Paris & de Montpellier, comme deux Ecoles célebres. Votre premier Chirurgien, SIRE, prétend la dé-tromper, en lui apprenant aujourd'hui, qu'elles furent toujours indignes de cette célébrité, & qu'il n'y regne que l'ignorance, & l'indolence les plus criminelles. L'univers a été persuadé jusqu'à nos jours, qu'il n'y avoit aucun Art qui ne fût cultivé en Fran-ce avec autant d'attention que de succès. Votre premier Chirurgien le croit dans l'erreur, & il éleve sa voix pour lui annoncer que la plus utile de toutes les Sciences qui est la Médecine, languit sous votre régne glorieux, *dans une espéce de létargie honteuse,* & n'est pas loin de son extinction.

Voilà, SIRE, en racourci le portrait fidéle des indécences & des calomnies, que votre premier Chirurgien n'a pas craint de mettre sous les yeux de VOTRE MAJESTE'. De pareils traits retombent toujours sur ceux qui les lancent, & le public sensé nous en a déja vengé par son indignation. Il m'est aisé, SIRE, de les repousser avec force, mais ce sera sans prendre le ton du sieur DE LA MARTI-NIERE ; il formeroit un contraste trop marqué avec mon éducation, mon caractere, mes principes, & les sentimens respectueux dont je suis pénétré, lorsque j'ai l'honneur de parler à votre Personne sacrée. Je connois heureusement la décence & la dignité qui conviennent à mon Etat, à ma place, & à la circonstance présente; l'exemple des Chirurgiens ne sçauroit m'en éloigner. La saine raison, la vérité, le bon ordre, le bien public; voilà les objets que je dois offrir aux yeux de VOTRE MAJESTE'. Si j'étois capable de les perdre de vûe, la présence d'un grand Roy qui en fait la régle invariable de sa conduite, m'y rameneroit bientôt. Ce sont là les armes victorieuses que je vais opposer aux Sophismes, aux erreurs, & aux faussetés frapantes, dont votre premier Chirurgien a fait un assemblage monstrueux dans son Mémoire.

1°. Il s'attache d'abord, SIRE, à me peindre coupable aux yeux de VOTRE MAJESTE', de m'être montré trop tard dans une cause de cette importance. Il affecte de présenter comme un crime ou comme une inconséquence, un délai prudent, qui est la preuve de mon amour pour la paix, de ma modération, & de ma juste confiance dans l'équité & dans les lumieres DE VOTRE CONSEIL. Il me le reproche, comme si le Mémoire contre lequel il s'éléve avec si peu de ménagement, étoit la premiere démarche que j'eusse faite pour les intérêts de ma profession. Il ignore sans doute les instances fréquentes que j'ai faites depuis plusieurs années à M. le Chancelier, pour le prier de rappeller l'ordre banni de l'exercice de la Médecine par les entreprises des Chirurgiens, ainsi que la promesse constante que ce grand Magistrat m'a faite de travailler à cet ouvrage intéressant, par un Réglement qui préviendroit tous les abus, & qu'il me communiqueroit avant de le proposer à VOTRE MAJESTE'. Aussi peu instruit de la suite que du fonds & de la nature des contestations dont il s'agit, votre premier Chirurgien ne connoît point les piéces essentielles auxquelles elles ont donné lieu: s'il les avoit lûes, il eut trouvé immédiatement après la Requête qui a démontré la fausseté des Statuts présentés par sa Communauté, & qui l'a forcée à y renoncer, un écrit signé par tous les Médecins de votre Cour, en date du 8 Avril 1747, dans lequel j'ai déclaré que le desordre introduit dans la pratique de la Médecine & de la Chirurgie, demandoit qu'on en prévînt au plutôt les suites funestes, en maintenant exactement cette subordination nécessaire à laquelle les Chirurgiens s'efforcent de se soustraire. Cette déclaration produite dans le procès avant que le sieur DE LA MARTINIERE eut été pourvû de la place qu'il occupe, a été réimprimée dans le troisiéme Mémoire de la Faculté. Elle démontre que j'ai parlé, lorsque le bien public l'a exigé. J'avoue cependant, SIRE, que je serois très-criminel de n'avoir pas plutôt marqué le zéle le plus animé, s'il eût été possible de prévoir tous les excès dans lesquels donnent aujourd'hui les Chirurgiens, & auxquels se livre leur Chef avec tant de vivacité. Mais leur singularité, & mon caractere trop éloigné de présumer le mal, me justifient à cet égard.

2°. C'étoit trop peu, SIRE, pour votre premier Chirurgien, que de me flétrir d'une indifférence honteuse pour tout ce qui me doit être le plus cher; il ose accuser mon zèle d'être déplacé & de ne porter que sur des êtres de raison. VOTRE MAJESTÉ pourroit-elle le penser, que j'eusse été capable de lui en imposer, & de n'avoir différé de m'adresser à Elle dans cette importante occasion, que pour lui annoncer des chiméres, & pour me plaindre des maux qui n'existent point? Plût au Ciel qu'ils n'eussent jamais été : mais la résistance scandaleuse que les plus grands Médecins de votre Capitale éprouvent tous les jours de la part des Chirurgiens pour l'exécution des saignées & autres opérations Chirurgiques, décidées même dans des consultations, les tristes événemens qui suivent un refus aussi condamnable, la mésintelligence qui régne dans l'exercice de la Médecine, les discussions journaliéres & inévitables de la part des Chirurgiens, les plaintes multipliées que je reçois des Provinces sur le même sujet, & que j'ai entre les mains, les discours, les écrits, & plus encore la conduite des Chirurgiens ne démontrent que trop l'existence de ces maux, qui ont été le juste sujet de mes respectueuses représentations. Ce qu'il y a de plus singulier, SIRE, c'est que le Mémoire par lequel votre premier Chirurgien prétend en détruire la réalité, en fournit précisément la preuve la plus complette & la plus décisive.

3°. La nécessité indispensable de la subordination des Chirurgiens aux Médecins est fondée sur la nature des deux Professions; sur le partage prudent qui en a été fait par la sagesse de nos peres; sur le consentement unanime de tous les hommes; sur les Edits & Ordonnances des Rois vos prédécesseurs; sur une loi aussi universelle que constamment observée. La supprimer, c'est semer la division entre les Ministres de la santé, c'est mettre la confusion dans l'administration des secours les plus précieux, c'est opposer l'obstacle le plus insurmontable à leur succès. La Médecine a aussi essentiellement sous sa direction la Chirurgie que la Pharmacie; ce sont ses deux bras : lui en ôter un, c'est la mutiler, c'est la rendre imparfaite, c'est l'anéantir. Toutes ces raisons, quelque sensibles & quelque fortes qu'elles soient, touchent peu votre premier Chirurgien. Il méconnoît une subordination si clairement & si solidement établie; il la nie formellement; il en rejette avec hauteur toutes les preuves tant de fait que de droit. La Chirurgie, selon lui, *est un Art indépendant de tout autre*, & nommément de la Médecine; les Chirurgiens n'en sont plus les ministres subalternes; ils sont devenus les concurrens, les *Emules redoutables* des Médecins ; ceux-ci *ne doivent plus compter sur* leurs *titres*, & *il ne peut être déformais pour eux d'autre supériorité que celle du merite*. En ai-je trop dit, SIRE, en avançant que les injustes entreprises des Chirurgiens avoient introduit l'anarchie & le desordre dans l'exercice des fonctions les plus intéressantes pour la société ; & n'ai-je pas eu raison d'assurer que votre premier Chirurgien établissoit dans son Mémoire, plus nettement que personne, leur système pernicieux ? Il fait plus ; arrachant témérairement les bornes qui séparent les deux Professions, & que la capacité trop resserrée de l'esprit humain avoit obligé de mettre entre elles ; il avoue que les Chirurgiens font la Médecine & la Chirurgie tout ensemble ; il soutient qu'ils sont fondés à en user ainsi, & il ose demander clairement qu'on leur permette l'exercice souverain & indépendant de l'art le plus nécessaire & le plus difficile, dont ils ne sçavent que ce qu'une routine toujours aveugle leur a enseigné. N'est-ce pas manquer de respect à l'Etat, aux Loix, à VOTRE MAJESTE' même, que de former une pareille demande ? N'est-ce pas le comble de l'excès ?

4°. Après des preuves aussi convaincantes, me serois-je trompé, SIRE, en représentant à VOTRE MAJESTE' toute l'injustice & l'énormité des prétentions des Chirurgiens ? Seroit-il vrai qu'il n'y eût *jamais de troubles, que ceux que la Faculté a portés ? Que les Chirurgiens n'eussent jamais prétendu, & ne prétendent encore enlever rien à la Faculté, & que leurs demandes se réduisent toutes à la liberté de devenir plus sçavans, plus instruits, plus utiles à la société ?* Un récit simple & fidéle va mettre VOTRE MAJESTE' à portée d'en juger. Le Corps des Chirurgiens n'a été regardé jusqu'ici que comme une Communauté ; ils prétendent aujourd'hui former une Faculté du même ordre que les quatre autres. Jamais ils n'ont été appellés que Maîtres, ou Démonstrateurs ; ils veulent à présent être Bacheliers, Licentiés, Docteurs & Professeurs. Toujours ils ont été des Ministres subordonnés aux Médecins, de même que les Apoticaires ; ils croyent en être devenus dans ce siécle les Maîtres & les Juges, & nulle ordonnance ne doit être exécutée, selon eux, qu'autant qu'elle aura mérité leur approbation. Leur ministére avoit été borné jusqu'à ce jour à l'opération manuelle ; dès-à-présent ils regardent la Médecine prise dans son universalité, comme leur appanage propre. La Communauté de S. Côme a été obligée de reconnoître jusqu'ici la supériorité de la Faculté de Médecine par un serment qui fixe ses Membres à leur véritable objet, c'est-à-dire à l'opération, & qui les engage à renoncer solemnellement à l'exercice d'une Profession qu'ils n'ont jamais apprise, & sur laquelle il est à craindre qu'ils n'empiétent. Un tel

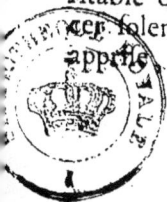

ferment * dicté par la prudence , par le bon ordre & par l'équité ;
auquel les Chirurgiens devroient être assujettis par de nouvelles
Loix , s'ils ne l'étoient déja par les anciennes, leur paroît un joug
injuste & insupportable, & ils en demandent hautement la suppref-
sion. Plusieurs Arrêts du Parlement, la Loi générale du Royaume portée par l'Ordonnance de Blois, & la coutume universelle de l'Europe , ont mis la Faculté de Paris , ainsi que les autres, en droit &
en possession de députer son Doyen & deux de ses Docteurs , pour
assister aux Examens des Aspirans à la Maîtrise de Chirurgie , &
pour juger de leur capacité. Cet usage qui ne peut jamais être nui-
sible , & qui est évidemment fondé sur l'utilité & la sureté publique , révolte absolument l'amour propre de tous les Membres de S.
Côme ; ils mettent leur principale gloire à en obtenir la révoca-
tion , à faire abroger la Loi qui le confirme , à dépouiller toutes
les Facultés , tous les Colléges de Médecine, de ce droit inconte-
stable, ou du moins à en priver la Faculté de Paris, & à la rabaif-
ser ainsi à un rang inférieur à celui de toutes les autres. Jusqu'ici
les Facultés ont été chargées seules par l'Etat d'examiner, d'éprou-
ver , de reconnoître & attester publiquement la capacité de ceux
qui se destinent à la Médecine : la Communauté de S. Côme prétend non seulement partager avec elles une aussi importante fon-
ction , mais leur être encore supérieure , en créant des êtres nou-
veaux, des Docteurs en Medecine & en Chirurgie, qui réuniront
en eux les deux Professions, & qui seront également en droit de
pratiquer l'une & l'autre. Voilà , SIRE , une légére ébauche de
tout le système des Chirurgiens. Est-ce là *ne prétendre rien enlever
à la Faculté* ? Est-ce ne demander *que d'être plus sçavans , plus instruits & plus utiles à la société* ? Faut-il être *Médecin* pour trouver
une occasion de trouble dans des prétentions aussi modestes & aussi
limitées ? Ou bien ce trouble ne viendroit-il que de la Faculté , qui
ose se défendre ?

5°. Telle est , SIRE , la justice de la Cause des Médecins, qu'elle
n'est jamais plus solidement défendue, que lorsqu'on a clairement
établi l'état des contestations par une exposition succincte, & en
même temps détaillée, comme celle que je viens de mettre sous

JURAMENTA CHIRURGORUM.

* *Primò jurabitis quòd parebitis Decano & Facultati in omnibus licitis & honestis, & quòd honorem & reverentiam exhibebitis Magistris Facultatis, sicut Scholastici suis praeceptoribus tenentur obedire.*

Item, quòd secreta Facultatis, si ipsa sciveritis, nulli revelabitis: & quòd si serveritis aliquid parart contra Facultatem, illud Facultati revelabitis.

Item, quòd viriliter proceditis contra illicitè | *practicantes, & Facultatem totis viribus in hoc adjuvabitis, & reputat Facultas omnes illicitè practicantes, qui non sunt per eam approbati.*

Item, quòd non practicabitis Parisiis, neque in suburbiis cum aliquo Medico, nisi sit Magister aut Licentiatus in Facultate Universitatis Parisiensis, aut per Facultatem approbatus.

Item, quòd non administrabitis Parisiis, neque in suburbiis aliquò, Medicinam laxativam, aut alterativam, aut confortativam; sed tantùm ordinabitis ea quae spectant ad operationem manualem Chirurgiae.

les

les yeux de VOTRE MAJESTE'. Je ne diffimulerai cependant pas ici, que les Chirurgiens partent de l'autorité de la Déclaration qu'ils ont obtenue de VOTRE MAJESTE' en 1743, fous un faux expofé, pour former toutes leurs prétentions & leurs demandes ; mais il eft aifé de démontrer, que c'eft par l'abus le plus manife-fte & le plus coupable, qu'ils donnent un pareil fondement à leurs écarts. Votre Déclaration, SIRE, a féparé la Chirurgie de la Bar-berie, & de tout art mécanique ; Elle a affujetti tous ceux qui fe deftinent à cette Profeffion à Paris, à s'inftruire du Latin & de la Philofophie, & à paffer Maîtres-ès-Arts. Elle a rappellé enfin cet Art à l'état où il étoit avant l'Epoque de 1656. * Voilà pré-cifément à quoi elle fe réduit. Mais ce feroit ne point connoître l'équité & la fageffe de VOTRE MAJESTE', que de prétendre que fon deffein eût été de changer par fa Déclaration la nature de la Médecine & de la Chirurgie, de détruire la jufte fupériorité de la première, d'abolir l'indifpenfable fubordination de la feconde, de déranger l'ordre établi de tout temps pour l'exercice des deux Profeffions, d'anéantir tous les droits des Facultés & des Univer-fités, d'ôter à la Chirurgie alliée avec les Belles Lettres, & em-bellie de la Maîtrife-ès-Arts, fon attribut effentiel & inféparable d'être partie miniftrante de la Médecine, & de lui rendre une pré-tendue indépendance qu'elle n'eut jamais, & qu'elle ne peut avoir par fon effence. C'eft cependant ce deffein fingulier & bifarre que votre premier Chirurgien & fa Communauté de S. Côme n'ont pas honte de prêter à VOTRE MAJESTE'. Des gens qui abufent ainfi des graces, en méritent-ils de nouvelles ?

6°. C'eft par une fuite du même abus, que votre premier Chi-rurgien, SIRE, ne voit dans le ferment qu'il a prêté entre mes mains, qu'une pure cérémonie qui n'a rapport ni à ma fupériorité fur lui, ni à fa fubordination à mon égard, qui ne l'engage pas même envers VOTRE MAJESTE'. Il s'autorife dans fon erreur fur l'exemple du Collége Royal où le grand Aumônier reçoit le fer-ment des Profeffeurs, fans avoir infpection fur eux. Mais il eft aifé de lui enlever cette reffource frivole, en lui apprenant que le grand Aumônier avoit autrefois la direction générale du Collége Royal, qu'il a retenu le droit de recevoir le ferment des Profeffeurs, qui eft une marque non équivoque de fon ancienne fupériorité dans cette Ecole, ainfi que de fa prééminence actuelle fur tous ceux qui la compofent. Il eft encore plus important, SIRE, de rappel-ler à votre premier Chirurgien, que l'affinité de fonctions, & la conformité d'objet, dans un même lieu, dans une même Cour, foumettent néceffairement celui qui prête le ferment à celui qui

---

* Nulle Loi avant cette époque n'affujettif-foit les Chirurgiens de Robe-longue, à étu-dier la Philofophie, ni à être Maître-ès-Arts. | Le fameux PARE' & plufieurs autres ne fçavoient pas même le Latin.

B

le reçoit. Ce principe plus certain que ceux qu'il a avancés si témérairement * sur cette matiére, devroit lui ouvrir les yeux, & le ramener de son illusion. La conservation des jours précieux de VOTRE MAJESTE', est le terme de notre ministére respectif; la Divinité attestée est le nœud sacré par lequel nous nous engageons l'un & l'autre à le remplir exactement, & dans toute son étendue. L'une de mes principales fonctions dans ce ministére, est selon les termes du serment que j'ai prêté entre les mains de VOTRE MAJESTE', *de tenir la main à ce que ses Officiers qui sont sous ma charge, s'acquittent fidélement de leur devoir.* Quels sont donc ces Officiers, sinon tous les Ministres de la santé, de qui j'ai reçu le serment, & qui doivent servir sous ma direction? Animé du plus vif & du plus respectueux attachement pour votre Personne sacrée, & mieux instruit que votre premier Chirurgien de la nature & de l'objet du serment, je me crois comptable envers Dieu, envers VOTRE MAJESTE', & envers l'Etat, de tout ce qui a rapport à un sujet aussi intéressant que la vie & la santé de mon Souverain; & je suis justement allarmé des maximes pernicieuses que l'esprit d'indépendance a dictées au sieur de LA MARTINIERE, qui ont scandalisé tous les bons Citoyens, & révolté tous les Magistrats.

7°. Votre premier Chirurgien, SIRE, ne réussit pas mieux à justifier auprès de VOTRE MAJESTE', le droit de *Committimus* de ses Lieutenans, qu'à se soustraire lui-même à la force de son serment & du mien. Il annonce avec confiance *que comme la plûpart des Juges du Royaume ne sont point instruits des prérogatives de ses Lieutenans, & que par là ceux-ci se trouvéroient exposés à voir anéantir leurs droits, s'il n'y avoit un Tribunal particulier pour les conserver, il a plu à VOTRE MAJESTE', ainsi qu'à ses augustes Prédécesseurs, de leur accorder le droit de porter à la Grand'Chambre de Paris les affaires qui intéresseroient les droits de leurs Charges.* Mais ces Droits dont l'utilité est encore inconnue, & dont les abus sont si manifestes, si dangereux, & si onéreux au Public, sont-ils si mystérieux, que les Juges des Provinces ne puissent les comprendre, & veiller à leur conservation? L'Article V des Statuts Généraux, cité d'un ton si avantageux & si triomphant par votre premier Chirurgien, bien loin de prévenir & de rendre impossibles les abus dont il s'agit, y donne lieu évidemment par la clause restrictive

---

* Un serment n'engage qu'à Dieu & non pas à celui qui le reçoit. Premier principe du sieur de la Martiniére, qui ne tend à rien moins qu'à dispenser les Sujets de l'obéissance & de la fidélité qu'ils doivent & qu'ils jurent à leur Souverain, en établissant leur conscience comme le seul juge de leurs engagemens. *La prestation de* serment ne peut jamais être par sa nature un titre de supériorité. Autre principe du sieur de la Martiniére tout aussi pernicieux que le premier, qui met les Princes dans l'impossibilité d'assurer leur domination sur leurs Vassaux, & sur leurs Sujets par le lien le plus Sacré.

des droits & privilèges en question, que l'on suppose toujours être lésés.

8°. De pareils privilèges, & tout ce que les Chirurgiens osent demander aujourd'hui, seroient-ils dûs aux services signalés qu'ils prétendent rendre au bas peuple, dans les maladies internes? L'éloge pompeux qu'en fait votre premier Chirurgien, SIRE, sembleroit l'insinuer. Quelques réflexions simples détruiront aisément tout ce qu'il a dit là-dessus. Premierement ce ne sont pas les Chirurgiens lettrés de S. Côme, qui servent ainsi le peuple dans tout le Royaume, mais les Chirurgiens-Barbiers, & parmi eux les plus ignares; car on sçait par expérience, que les moins employés en Chirurgie, sont toujours ceux qui se mêlent de faire la Médecine avec le plus d'empressement & de confiance. En second lieu ces services si vantés sont presque toujours pernicieux au bas peuple qui en est l'objet, dès qu'ils vont plus loin que la simple saignée, & dès que ces Chirurgiens s'ingérent de donner des remèdes internes, dont ils ne connoissent ni la nature, ni les vertus, ni les usages. L'abus à cet égard est si énorme & si meurtrier, que je ne crains pas de protester à VOTRE MAJESTE', que le bien de l'Etat éxigeroit, que les entreprises des Chirurgiens fussent bornées à la seule saignée dans les cas pressans. Puisque votre premier Chirurgien en appelle à mon témoignage sur ce sujet; voilà, SIRE, dans la plus éxacte vérité, ce que j'ai constamment observé dans la Province.

9°. Je ne puis dissimuler, SIRE, à VOTRE MAJESTE', que je suis indigné du téméraire & calomnieux reproche de dureté & de cruauté que fait ici votre premier Chirurgien à tous les Médecins François. Par quelle fatalité seroit-il donc arrivé que des hommes nés d'une honnête famille, élevés dans l'étude des Belles-Lettres & des hautes Sciences, & chargés par état du soulagement des infirmités humaines, eussent tous renoncé à l'humanité; tandis que les Chirurgiens seroient généralement animés du zéle le plus vif, & de la charité la plus ardente pour secourir les pauvres? Une telle idée est-elle vraisemblable? A Dieu ne plaise, SIRE, que les Médecins ignorent cette douce satisfaction, & ce bonheur que l'on goûte à être sensible & à remédier aux miseres du pauvre & de l'infirme. Combien de traits de la plus grande générosité, & de la bonté la plus compatissante, n'aurois-je pas à citer d'un nombre infini de mes Collègues? Je n'ai garde d'user ici à l'égard de toute la Communauté des Chirurgiens, d'une récrimination odieuse & incompatible avec mon caractere; mais ne peut-on pas en compter plusieurs parmi eux, qui uniquement occupés de leur intérêt, cherchent avec avidité à faire la Médecine chez les grands & chez les riches, refusent de donner du secours aux pauvres, éxigent des sommes exorbitantes des gens les moins aisés, & sont retentir fréquemment les Tribunaux des Procès intentés à ce sujet.

10°. Quand les hommes ont une fois franchi les bornes de la modération & de la décence, rien ne les arrête, & un excès est bientôt suivi d'un autre excès. Tel est, SIRE, l'exemple que votre premier Chirurgien donne en parlant à VOTRE MAJESTE'. Au reproche d'inhumanité, dont il noircit tous les Médecins, il ajoute hardiment celui de l'ignorance. J'avoue qu'il seroit heureux que les Médecins manquassent de charité pour les pauvres, si elle n'étoit éclairée & dirigée par la science, & s'il étoit vrai que plongés *dans une létargie honteuse*, ils négligeassent tous le progrès de leur Art, & le laissassent tomber en *décadence*. Mais, SIRE, s'il fut jamais une fausseté notoire, & une calomnie atroce, c'est sans doute, celle-ci. Votre Royaume possède des Médecins aussi bons que tous ceux de l'Europe, & peut être en plus grand nombre : parmi eux on voit de grands Anatomistes, des Botanistes célébres, des Chymistes profonds, d'habiles Ecrivains, des Praticiens sçavans & expérimentés. Je suis en état, SIRE, d'en indiquer plusieurs dans ces différens genres, sans craindre d'être contredit. La Médecine doit infiniment à leurs travaux, ainsi que toutes les parties de cet Art. Leurs découvertes Anatomiques, les vûes qu'ils ont suggérées, les Méthodes qu'ils ont dictées, leurs Ecrits & leurs Leçons ont été la vraye source du progrès de la Chirurgie. Envain renouvellerois-je ici à tous les Chirurgiens de S. Côme & à leur Chef, le défi si souvent répété par la Faculté de produire leurs Auteurs, leurs Ouvrages, leurs Découvertes, ils n'y répondroient pas mieux qu'ils ne l'ont fait jusqu'ici.

11°. Je dois cependant, SIRE, rendre ici quelque justice à votre premier Chirurgien : s'il ne voit dans les Médecins, *que petitesse d'esprit*, & de lumieres, *que vuide de tout mérite réel*, il a la bonté de leur ménager une excuse plausible dans l'ignorance, qui couvre toutes les Facultés où ils sont formés, & notamment celle de Paris & de Montpellier. Celle-ci surtout lui paroît très-indigne de sa réputation & de tout éloge ; il en borne là gloire à un seul ouvrage, à un seul Auteur. Peut-on n'être pas indigné d'un pareil trait ? Il est évident qu'il n'a pû partir que de la témérité la plus décidée, ou de la mauvaise foi la plus marquée, ou de l'ignorance la plus profonde dans l'histoire de la Médecine. Le souvenir seul de l'illustre M. Chirac avec qui aucun membre de S. Côme n'eût osé disputer sur des matieres de Chirurgie, devoit du moins retenir le sieur la Martiniere. Son érudition pouvoit aussi remonter sans un grand effort, jusqu'à Guy de Chauliac Professeur en Médecine à Montpellier, le Guidon des Chirurgiens, le Flambeau de la Chirurgie, dont les Ouvrages ont été pendant plusieurs siécles le texte fur lequel tous les Chirurgiens, & fur tout ceux de S. Côme étoient examinés. Ce feul exemple auquel il feroit aifé d'en joindre une infinité d'autres, dont le détail feroit ici déplacé, devroit faire rougir votre premier Chirurgien, de la fauffeté indécente qu'il a ofé lancer contre la Faculté de Montpellier, en parlant à VOTRE MAJESTE'. Ce qu'il a dit de la Faculté de Paris eft marqué au même coin, & mérite la même indignation de la part de tous les gens fenfés. Il y a long-tems que cette fameufe Ecole effuye de pareils traits, fruits de l'ingratitude & de la rébellion de fes Ecoliers, de fes fuppôts, de fes miniftres ; mais auffi eft-elle accoutumée à en triompher. Ce feroit compromettre l'honneur des deux Facultés, que d'infifter plus long-tems fur cet article. C'eft à l'Europe, c'eft à l'Univers entier qu'elles doivent abandonner le foin d'apprétier leur mérite.

12°. Mais, SIRE, fi votre premier Chirurgien ne reconnoît dans tous les Médecins que vanité, que hauteur, qu'impéritie; fi toutes les Facultés lui paroiffent dignes du plus fouverain mépris ; s'il voit la Médecine entre leurs mains négligée, languiffante, & prefque éteinte : il n'abandonne point les citoyens au trifte défefpoir que cauferoit la privation d'un Art auffi néceffaire. Il leur montre le célébre Collége de S. Côme, comme la fource la plus féconde de lumieres & de fecours. C'eft là, s'écrie-t-il, que les connoiffances profondes, les talens fupérieurs, & la plénitude de l'Art de guérir, avec tout le cortège refpectable du zéle, de l'humanité, de la charité, & de la libéralité, ont fixé leur féjour. Les fujets fortis de cette Ecole qui a abforbé toutes les autres, *accoutumés à l'honneur du fuccès de leurs opérations, ne fe préteront pas par goût, ni par choix, ni par cupidité, au traitement des maladies internes;* mais ce fera par des motifs plus nobles, plus élevés, & plus dignes de leur mérite éminent. Il eft vrai, SIRE, que cette Science qu'ils offrent d'exercer, & qu'ils exercent, eft immenfe, *impénétrable,* pleine de difficultés, & *que tout y eft douteux & incertain* felon eux. Il eft également conftant qu'ils ne l'ont point étudiée, & qu'ils fe font principalement occupés d'un miniftére très-différent & très-difficile. N'importe, les Chirurgiens de S. Côme ont le privilége exclufif de fçavoir tout ce qu'ils n'ont point appris, de pouvoir réunir en eux des fonctions incompatibles, & dont chacune demande un homme tout entier ; & la nature a étendu en leur faveur, cette capacité de l'efprit fi bornée chez les autres hommes. Voilà, SIRE, le ridicule enthoufiafme qui a conduit votre premier Chirurgien à demander nettement à VOTRE MAJESTE', *qu'on n'interdife point aux Chirurgiens, par une Loi prohibitive, l'exercice de la Médecine.* Une telle prétention ne tend à rien moins, qu'à ufurper pour lui-même, dans votre Cour, le traitement fouverain & indépendant de toutes les maladies.

13°. Il est bien surprenant, SIRE, que l'on soit obligé de prouver aujourd'hui, que l'exercice de la Médecine ne doit appartenir qu'aux Médecins. Il étoit reservé aux Chirurgiens accoutumés à bouleverser les notions les plus reçues, de nous réduire à cette extrêmité singuliere. Mais, SIRE, si la Médecine existe, si elle n'est point une chimére, si elle est la science la plus utile aux hommes, puisqu'elle n'a d'autre objet que leur conservation, si elle est délicate, épineuse & très-vaste, puisqu'elle comprend tant de connoissances & de secours; n'est-il pas conforme à la droite raison, au bon ordre & au bien public, de ne confier ce ministére qu'à ceux qui s'en occupent uniquement, qui en ont fait une étude suivie & méthodique, & dont la capacité a été publiquement & autentiquement reconnue. Quand il seroit vrai que les Médecins fussent aussi peu instruits, que votre premier Chirurgien le suppose; s'ensuivroit-il qu'il fallût confondre la Médecine avec la Chirurgie, la livrer à des gens qui ne l'ont jamais apprise, & ouvrir la porte à l'empirisme ? Faudroit-il remédier à un abus par un mal plus grand, par un desordre qui deviendroit irréparable. Si cet abus étoit réel, il seroit plus naturel d'en conclure qu'on devroit redoubler d'attention & de vigilance pour rendre les Médecins plus sçavans & plus habiles, & pour relever la Médecine. Mais, SIRE, cet Art nécessaire est en France, comme je l'ai prouvé à VOTRE MAJESTE', & comme je puis le démontrer en détail, dans un état bien opposé au portrait qu'en a présenté votre premier Chirurgien.

14°. L'objection qu'il a tirée du petit nombre des Médecins, n'est pas d'un plus grand poids. Si l'on n'en trouve point assez pour vos Armées, pour vos Hopitaux militaires, pour les campagnes, l'utilité publique exige, SIRE, que l'on en multiplie l'espéce, & que l'on ménage ainsi avec le plus grand soin à tous les citoyens des secours nécessaires & indispensables. Vos Soldats périssent beaucoup moins par le fer, que par les fiévres, les dysenteries & autres maladies internes, souvent épidémiques. Il n'y a que des soins éclairés & dirigés par la science & par le zéle qui puissent vaincre des ennemis aussi redoutables, & conserver à l'Etat tant de braves défenseurs. Rien ne seroit donc plus digne de votre tendresse paternelle pour des Militaires aussi distingués, que de leur donner un nombre suffisant de Médecins dans vos Armées & dans vos Hopitaux, pour veiller à la conservation d'une vie qu'ils sont toujours prêts de sacrifier pour le service de VOTRE MAJESTE'; l'exécution d'un tel projet n'a rien de difficile. Peut-on voir sans douleur, des jours aussi précieux, livrés aux secours toujours confus & mal concertés de jeunes Chirurgiens, qui ne peuvent avoir ni l'étude, ni le sçavoir, ni l'expérience, ni la connoissance nécessaire des dro-

gues qu'ils employent. La vie de vos fujets habitans de la campa-
gne vous eft auffi chere, SIRE, que celle de tous les autres ; elle
mérite fans contrédit la même attention. J'ofe dire qu'il feroit fort
aifé de procurer un Médecin à chaque diftrict d'une certaine
étendue.

15°. Les Médecins de votre Royaume, SIRE, ne fe refufent point
au travail ; on les verra toujours fe confacrer avec joye au fervice
public ; ils difputeront toujours aux Chirurgiens le prix de l'humanité, & de l'amour de la Patrie ; quoiqu'ils les ayent en tout tems
prévenus & furpaffés dans ce genre, ils confentiront volontiers à
profiter des bons exemples, que les Chirurgiens pourront leur
donner. Mais ils n'imiteront jamais l'avidité qu'ils ont de s'im-
mifcer dans des fonctions qui ne furent jamais les leurs, & d'exercer une profeffion qu'ils n'ont jamais étudiée, quoique de leur
aveu *tout y foit douteux & incertain*. Le zéle des Médecins fera
toujours fubordonné à la raifon, au bon ordre, aux ufages & aux
Loix. Ils ne prétendront jamais faire autre chofe que la Médecine,
& ils croiront l'exercer avec d'autant plus de fuccès, qu'ils s'éloi-
gneront toujours avec foin de tout ce qui pourroit les en diftraire.
Appellés auprès des malades, ils mettront toute leur attention à
démêler le vrai caractere de leurs maux, & après un mur examen,
ils ordonneront les fecours qui leur paroîtront les plus convenables ;
ils prefcriront des faignées & autres opérations Chirurgiques, de
même que des médicamens ; mais ils ne fe mêleront jamais d'opé-
rer, ni de préparer les remédes. Ils n'empiéteront point fur les fonctions des Chirurgiens, non plus que fur celles des Apoticaires,
mais ils fe croiront toujours en droit d'éxiger de la part de ces deux
corps, de la docilité & de la fidélité à exécuter leurs ordonnances,
qui fans cela deviendroient inutiles.

16°. La Médecine, SIRE, ne prétendit jamais exercer une domination tyrannique fur la Chirurgie, qui eft fa Fille, qui eft une
partie d'elle-même. Ce n'eft point l'ambition des Médecins, qui
leur a donné la fupériorité, dont ils jouiffent fur les Chirurgiens :
elle a une fource plus noble & plus pure, dont elle ne dégénére
point entre leurs mains. C'eft la nature, c'eft le partage des deux
Profeffions, c'eft l'ordre civil, & le bien public qui en font les fo-
lides & les refpectables fondemens. Les Médecins ne la revendi-
quent qu'autant qu'elle tient à un tel principe, & non comme un
vain titre d'honneur. Ils foutiennent que les Chirurgiens doivent
s'y foumettre dans le même efprit, & fe tenir dans une fubordination jufte, raifonnable, & toujours adoucie par des égards réci-
proques. Ils demandent que les Chirurgiens foient bornés à la Chirurgie, pour la pratiquer avec plus de perfection ; qu'ils s'éloignent de
tout objet qui les diftrairoit, les diffiperoit, & les furchargeroit
fans les éclairer ; qu'ils s'occupent uniquement de l'Anatomie, des

Diffections, de l'éxercice de la main, de tout ce qui a rapport à l'opération & au progrès de leur Art ; que comme miniftres de la Médecine, ils ne rompent pas les liens qui les attachent à elle, & refpectent l'autorité & les droits légitimes des Facultés qui l'enfeignent. Les Médecins conviennent d'ailleurs que la Chirurgie mérite d'être confidérée, diftinguée & décorée, & ils s'intéreſſeront toujours à toutes les marques d'honneur qu'on accordera à une partie miniftrante de leur Art, pourvû qu'on ne touche point à ſon eſſence. Eſt-ce là, SIRE, n'avoir en vûe *que l'humiliation, que l'avilifſement, que la dépreſſion de la Chirurgie?* VOTRE MAJESTE' ſentira aiſément toute l'injuſtice d'une pareille imputation. Elle connoîtra de même que pour encourager & ſoutenir les Chirurgiens dans leurs travaux, il n'eſt ni juſte, ni prudent de leur accorder ce que leur ambition oſe prétendre. Je ne doute point, SIRE, que VOTRE MAJESTE', convaincue de ces vérités, ne régle toujours les diſtinctions & les récompenſes dont elle pourroit honorer la Chirurgie, ſur ſa nature particuliére & ſur le bon ordre. Les Médecins n'ont point à redouter que VOTRE MAJESTE' éléve la partie en déprimant le tout, & en dégradant les Univerſités & les Facultés par la ſuppreſſion de leurs priviléges & de leurs prérogatives. * Pourrois-je moi-même, SIRE, avoir la moindre crainte ſur l'événement de toutes ces conteſtations, ſans qu'elle fût injurieuſe à votre juſtice, puiſqu'elle a à décider entre des Médecins qui ne franchiſſent jamais les bornes de leur Profeſſion ; & des Chirurgiens qui perpétuellement hors de leur ſphére, oſent tout, tentent tout, l'avoüent, & publient hardiment qu'ils ſont fondés à le faire, au mépris de toutes les Loix. Tout me fait eſperer que VOTRE MAJESTE' les réduira dans leurs bornes ; les rendra plus utiles, en les rappellant à leur véritable objet ; rétablira la paix & l'union parmi les Miniſtres de la ſanté ; fera régner dans l'adminiſtration de leurs ſecours l'ordre convenable, qui fut toujours l'unique objet de mes vœux, & aſſurera ainſi le ſalut de ſes Peuples, qui, en lui exprimant avec moi leur reſpectueuſe reconnoiſſance, joindront toujours aux titres glorieux de VAINQUEUR & de PACIFICATEUR, celui de CONSERVATEUR & de PERE.

* Le ſieur de la Martiniére, n'a pû ſans in- | Avocats, à l'Arrêt ſolemnel du Parlement de décence oppoſer la conſultation de quatre | Paris du 4. Septembre 1743.

CHICOYNEAU.

De l'Imprimerie de G. F. QUILLAU, Imprimeur de la Faculté de Médecine de Paris, rue Galande, à l'Annonciation, 1748.